BEI GRIN MACHT SICH IHR WISSEN BEZAHLT

AF130573

- Wir veröffentlichen Ihre Hausarbeit, Bachelor- und Masterarbeit

- Ihr eigenes eBook und Buch - weltweit in allen wichtigen Shops

- Verdienen Sie an jedem Verkauf

Jetzt bei www.GRIN.com hochladen und kostenlos publizieren

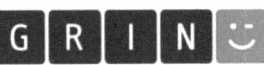

Konzeption eines betrieblichen Gesundheitsmanagements

Nicole Sommer

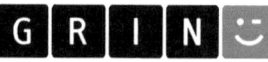

Bibliografische Information der Deutschen Nationalbibliothek:

Die Deutsche Nationalbibliothek verzeichnet diese Publikation in der Deutschen Nationalbibliografie; detaillierte bibliografische Daten sind im Internet über http://dnb.d-nb.de abrufbar.

ISBN: 9783346551276
Dieses Buch ist auch als E-Book erhältlich.

© GRIN Publishing GmbH
Nymphenburger Straße 86
80636 München

Druck und Bindung: Books on Demand GmbH, Norderstedt Germany
Gedruckt auf säurefreiem Papier aus verantwortungsvollen Quellen

Das Buch bei GRIN: https://www.grin.com/document/1156520

Fallstudie

Arbeit und Gesundheit

Betriebliches Gesundheitsmanagement

abgegeben am 30.12.2020 im Prüfungssekretariat
SRH FernHochschule Riedlingen

Modul: Arbeit und Gesundheit
Studiengang:
Wirtschaftspsychologie M. Sc.

von
Nicole Sommer
Studiengang:
Wirtschaftspsychologie M. Sc.

Inhaltsverzeichnis

Abkürzungsverzeichnis

BGM	betriebliches Gesundheitsmanagement
bspw.	beispielsweise
bzw.	beziehungsweise
d. h.	das heißt
ggf.	gegebenenfalls
sog.	sogenannte
u. a.	unter anderem
u. ä.	und ähnliches
z. B.	zum Beispiel

4

Abbildungsverzeichnis

1. Einleitung

Das Arbeitsleben und dessen Auswirkungen auf die Gesundheit rückt in zahlreichen Unternehmen immer mehr in den Fokus der Betrachtung. So nimmt der prozentuale Anteil älterer Menschen in Unternehmen immer mehr zu. Die demografische Entwicklung in Deutschland und dabei insbesondere die steigende Erwerbsbeteiligung von Menschen über 55 Jahren, eine sinkende Bevölkerungszahl und eine abnehmende Geburtenrate nehmen Einfluss auf die heutige Arbeitsumgebung.[1] Auch ein stärker werdender Wettbewerbsdruck bei anhaltender Verknappung von Ressourcen werden als betriebliche Einflussfaktoren auf den Krankenstand in Unternehmen gesehen.[2] Neben Erkrankungen des Atmungssystems und des Muskel-Skelett-Systems gewinnen auch psychische Erkrankungen bezogen auf die häufigsten Krankheitsarten in Deutschland an Bedeutung (Anhang 1). In verschiedenen Studien konnte zudem ein Zusammenhang zwischen den Arbeitsbedingungen und dem gesundheitlichen Zustand von Menschen nachgewiesen werden. Bspw. fördert Stress das Risiko einer Infektionskrankheit. Soziale Unterstützung hingegen fördert die Resilienz bei Belastungssituationen.[3] Die gegenwärtigen Anforderungen und Belastungen bezogen auf die Arbeit haben sich verändert. Allein auf Grund der Entwicklung einer Industriegesellschaft hin zu einer modernen Informations- und Kommunikationsgesellschaft ist die Arbeitswelt komplexer und anspruchsvoller geworden. Waren es im industriellen Zeitalter eher körperliche Belastungen so spielen gegenwärtig verstärkt geistige Anforderungen eine zunehmende Rolle.[4] Die digitalisierte, vernetzte Arbeitswelt 4.0 beinhaltet sowohl positive als auch negative Auswirkungen auf die Gesundheit von Beschäftigten. Insbesondere die Arbeitsverdichtung z. B. durch steigenden Zeit- und Leistungsdruck bzw. erforderliche Rationalisierungen führen zu einer Steigerung der Arbeitsproduktivität und einer höhen Belastungen von Arbeitnehmern. Aber auch die Entgrenzung der Arbeit auf Grund des technischen Fortschritts und der Flexibilität von überall und zu jeder Zeit arbeiten zu können hat entsprechende Folgen für Mitarbeiter.[5] Eine gesundheitsfördernde Gestaltung der Arbeit stellt demnach eine große Bedeutung für die Zukunft von Unternehmen dar. Erhalten Aspekte wie die Arbeitszufriedenheit, das Wohlbefinden und das Engagement von Mitarbeitern einen gewissen Stellenwert in der betrieblichen Praxis können sich positive Effekte im wirtschaftlichen Erfolg wiederspiegeln.

---

[1] Vgl. Struhs-Wehr, K. (2017): S. 4
[2] Vgl. DAK-Gesundheit (2019): S. 5
[3] Vgl. Struhs-Wehr, K. (2017): S. 5-6
[4] Vgl. Jacobs, S. (2019): S. 24
[5] Vgl. Jacobs, S. (2019): S. 27-31

1.1. Problemstellung

Die Belegschaft weist in zahlreichen Unternehmen einen steigenden Altersdurchschnitt auf. Die Fehlzeiten steigen und auf Grund der demografischen Entwicklung gestaltet sich die Personalakquise zunehmend schwieriger. Die Führungskräfte sehen sich für die Gesundheit der Mitarbeiter auf Grund der Auftragslage des Unternehmens nicht in der Verantwortung. Um diesen Einflüssen entgegenzuwirken benötigt es ein wissenschaftlich fundiertes Gesamtkonzept in Richtung eines betrieblichen Gesundheitsmanagements.

Nachfolgende Abbildung soll die Fragestellung noch einmal verdeutlichen.

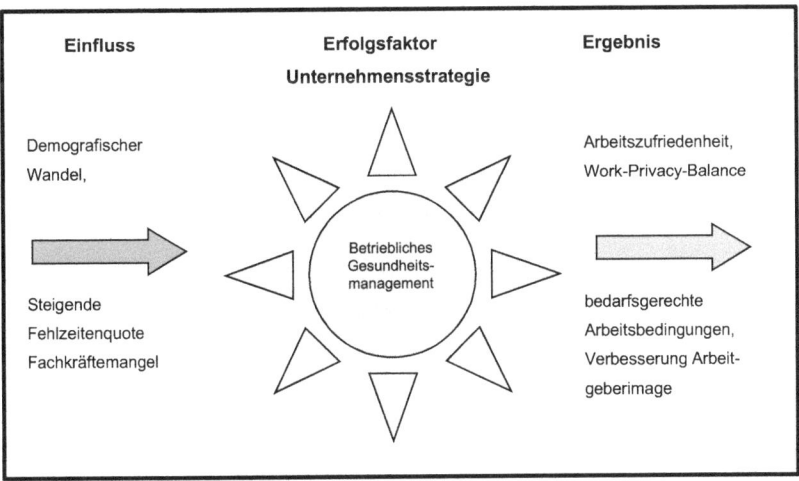

Abbildung 1: Problemstellung (Quelle: Eigene Darstellung)

1.2 Zielsetzung

Ziel dieser Arbeit ist es, ein wissenschaftlich fundiertes Konzept für ein betriebliches Gesundheitsmanagement zu erarbeiten, welches sich dabei bedarfsgerecht in die Abläufe eines mittelständigen Unternehmens implementieren lässt. Dabei spielen sowohl verhältnis- als auch verhaltensorientierte Faktoren bei der Erarbeitung eines betrieblichen Gesundheitsmanagements eine wichtige Rolle. Es werden entsprechende Handlungsschwerpunkte und daraus abzuleitende Maßnahmen die Grundlage für das Konzept bilden. Zuvor erfolgt eine klare Zielklärung als Basis für ein nachhaltiges betriebliches Gesundheitsmanagement.

1.3   Aufbau der Arbeit

Zu Beginn der Arbeit erfolgt zunächst eine Betrachtung der theoretischen Grundlagen in Bezug auf die Gesundheit von Menschen. Dabei steht zum einen das Salutogenetische Gesundheitsmodell nach Antonovsky sowie das Psychologische Kapital von Beschäftigten im Vordergrund. Anschließend wird das betriebliche Gesundheitsmanagement in der Theorie erläutert. Es werden dabei die Grundlagen zur Implementierung im Unternehmen sowie entsprechende Instrumente und Maßnahmen des betrieblichen Gesundheitsmanagement betrachtet. Im Methodenteil erfolgt die Zielklärung in Bezug auf bedarfsgerechte Faktoren eines betrieblichen Gesundheitsmanagements. Entscheidend dabei werden die Identifizierung von Handlungsfeldern, mögliche Erfolgsfaktoren sowie zu implementierende Maßnahmen sein. Im Ergebnis steht ein wirtschaftlich fundiertes Konzept welches speziell die Belange eines mittelständigen Unternehmens berücksichtigt. Im letzten Abschnitt erfolgt die kritische Betrachtung der Vorgehensweise sowie ein zusammenfassender Ausblick.

2. Theoretische Grundlagen

Die Thematik zum betrieblichen Gesundheitsmanagement erhält seit einigen Jahren ein erhöhtes Interesse in verschiedenen Bereichen der Forschung. Dabei wurde insbesondere deutlich, dass ganzheitliche, betriebliche Gesundheitsmaßnahmen auf körperlichen, psychischen sowie sozialen Ebenen ansetzen sollte.[6] Das Verständnis von einem gesunden Menschen beinhaltet dabei unterschiedliche Facetten. Einen wichtigen Einfluss stellt dabei das Kohärenzgefühl dar. Es beschreibt die Verstehbarkeit, Machbarkeit und Sinnhaftigkeit als zentrale Einflussfaktoren auf die Gesundheit eines Menschen.[7] Die Gesundheit kann aus verschiedenen Perspektiven betrachtet werden. Im Folgenden sollen einzelne Sichtweisen kurz skizziert werden.

2.1.   Gesundheit

Die Thematik Gesundheit ist zunächst eng mit der medizinischen Deutung und Diagnostik verbunden.

---

[6] Vgl. Struhs-Wehr, K. (2017): S. 6
[7] Vgl. Struhs-Wehr, K. (2017): S. 7

Grundsätzlich wird dabei Gesundheit als körperlicher und psychischer Zustand beschrieben, wonach der Mensch frei von Krankheit und Gebrechen ist und ein vollständiges körperliches, geistiges und soziales Wohlbefinden vorherrscht.[8] Aus der subjektiven Perspektive des Menschen kann die Gesundheit, im Sinne von einem erlebten Gesundheitszustand betrachtet werden, indem ein Wohlbefinden und eine Krankheitsvermeidung im Vordergrund steht.[9] Neben dem körperlichen Wohlbefinden spielen zudem emotionale und soziale Faktoren eine bedeutende Rolle. So gehen bspw. ein geringer sozialer Status, körperliche Krankheiten, psychische Belastungen sowie ein Migrationshintergrund mit einer subjektiv schlechten empfundenen Gesundheit einher. Positiv dagegen wirken sich Sport, Verzicht auf Tabak und geringer Medienkonsum auf das gesundheitliche Wohlbefinden aus.[10] In Bezug auf die objektive Sichtweise spielen Risikofaktoren sowie körperliche und psychische Funktionsfähigkeiten, bspw. im Rahmen des beruflichen Kontextes eine wichtige Rolle.[11] Zur Erhaltung der Arbeitsfähigkeit von Menschen haben Aspekte wie z. B. entsprechende Kompetenzen, Motivationen, die Gesundheit und das Erleben von Sinnhaftigkeit eine große Bedeutung.[12] Im Zusammenhang mit dem betrieblichen Gesundheitsmanagement steht insbesondere das tätigkeitsspezifische Wohlbefinden im Fokus. Dabei nehmen die seitens der Mitarbeiterinnen und Mitarbeiter zur Verfügung stehenden Ressourcen eine besondere Rolle im Hinblick auf die Gesundheitsförderung ein. Das salutogenetische Gesundheitsmodell von Antonovsky richtet seinen Fokus insbesondere auf die Ressourcen von Menschen und wird demnach im Folgenden näher betrachtet.

2.1.1. Salutogenetisches Gesundheitsmodell nach Antonovsky

Im Modell der Salutogenese wird Gesundheit und Krankheit als Kontinuum betrachtet. Im Rahmen des Kontinuums bewegen sich Menschen entweder in Richtung einer völligen Gesundheit, Zufriedenheit und eines Wohlbefindens oder in Richtung einer völligen Abwesenheit von Wohlbefinden und Gesundheit.[13] Im Gegensatz zur Pathogenese, wo ausschließlich die Krankheit und seine Behandlung im Vordergrund steht wird im Rahmen der Salutogenese die Entstehung von Gesundheit betrachtet und wie trotz Risiken und Stressoren Menschen gesund sind, bleiben oder werden.

---

[8] Vgl. Berth, H., Balck, F., Brähler, E. (2008): S. 170
[9] Vgl. Berth, H., Balck, F., Brähler, E. (2008): S. 178
[10] Vgl. Robert-Koch-Institut, Bundeszentrale für gesundheitliche Aufklärung (2008): S. 11
[11] Vgl. Berth, H., Balck, F., Brähler, E. (2008): S. 178
[12] Vgl. Pfannstiel, M. A., Mehlich, H. (2018): S. 20
[13] Vgl. Reimann, S., Hammelstein, P. (2006): S. 14

Eine wichtige Komponente des Salutogenesemodells sind die Ressourcen eines Menschen zur Bewältigung von Stressoren, Belastungen und Spannungszuständen. Wirken demnach Stressoren auf einen Menschen ein, werden hier Spanungszustände im körperlichen sowie psychischen Bereich ausgelöst und anschließend versucht zu bewältigen. Je erfolgreicher ein Spannungszustand aufgelöst wurde desto mehr bewegt sich der Mensch hin zum positiven Kontinuum.

Die Bewältigungspotenziale spielen in diesem Zusammenhang eine wichtige Rolle. Eine wesentliche Komponente zur Bewältigung von Belastungssituationen sind Widerstandsressourcen. Auf der psychosozialen Ebene stellen sie Merkmale einer Person wie bspw. Wissen, Intelligenz, Bewältigungskompetenzen, Selbstwertgefühl u. ä. dar. Im Bereich der körperlich-konstitutionellen Ebene sind es Eigenschaften wie z. B. ein stabiler Körperbau oder ein gutes Immunsystem welche zur Bewältigung von Stressoren beitragen. Ebenso wirken soziale und gesellschaftliche Merkmale in Form von sozialen Bindungen, religiösen Überzeugungen sowie kulturelle und materielle Stabilität auf die Ressourcen ein. Sofern im Zusammenhang mit den genannten Merkmalen positive Lebenserfahrungen gesammelt wurden, hat sich im Laufe der Zeit ein Kohärenzgefühl entwickelt. Gemäß Antonovsky stellt das Kohärenzgefühl das zentrales Schlüsselkonzept der Salutogenese dar. Es beschreibt die Überzeugung und Zuversicht von Personen ihr Leben zu verstehen, mit Sinn zu erfüllen und es gut zu bewältigen. Die Gefühle der Kohärenz bestehen demnach aus Verstehbarkeit, Sinnhaftigkeit und Handhabbarkeit. Die Sinnhaftigkeit beschreibt die Energie das Leben sinnvoll zu gestalten und die Anforderungen es wert sind hierfür Leistung und Kraft einzusetzen. Die Verstehbarkeit beschreibt das Gefühl, dass das Leben nicht chaotisch sondern strukturiert, kognitiv klar und durchschaubar ist. Als Handhabbarkeit wird die Zuversicht verstanden Anforderungen und Belastungen im Leben zu bewältigen. [14] Menschen mit einem hohen Kohärenzgefühl können Situationen im Leben demnach besser bewältigen und empfinden diese als weniger belastend. Können Anforderungen und Herausforderungen nicht bewältigt werden, wird Stress erlebt und kann in gesundheitsschädliche Belastungszustände münden. [15] Für das betriebliche Gesundheitsmanagement stellt neben der Salutogenese auch das psychologische Kapital einen wichtigen Baustein für das Wohlbefinden und die Leistungsfähigkeit von Menschen im Arbeitsleben dar.

---

[14] Vgl. Bundeszentrale für gesundheitliche Aufklärung (2020); Nitsch, S. (2016): S. 21-24
[15] Vgl. Bundeszentrale für gesundheitliche Aufklärung (2020); Hausen, A. (2013): S. 17

2.1.2. Psychologisches Kapital

Das psychologische Kapital beschreibt „wer wir sind" bzw. „was wir sein können"[16] und setzt sich aus den folgenden vier Dimensionen zusammen.

Die **Hoffnung** bezeichnet das Bestreben, die persönlich gesteckten Ziele erreichen zu wollen und zu können sowie die Fähigkeit bei Hindernissen entsprechende Handlungsalternativen zu entwickeln. Die **Selbstwirksamkeit** beschreibt die Überzeugung, schwierige Aufgaben zu bewältigen und dafür die notwendigen Ressourcen aufzubringen. Der **Optimismus** ist das Bewusstsein, dass jetzt und in der Zukunft entsprechenden Situationen positiv ausgehen werden. Die Ursache hierfür liegt in der Person, welche die Situation angemessen beurteilt und Fehler als Lernmöglichkeiten betrachtet.[17] Die **Resilienz** ist die Fähigkeit Hürden im Leben auch über einen längeren Zeitraum mit erhöhtem Einsatz zu bewältigen, im Zweifel darüber hinwegzukommen und sich bei Bedarf anpassen zu können.[18]

Ist das psychologische Kapital bei einer Person hoch ausgeprägt, so ist diese motiviert und strebt nach Weiterentwicklung und einer persönlichen Entfaltung. Mithilfe des psychologischen Kapitals können Gesundheit und Lebenszufriedenheit gefördert werden. Anhand zahlreicher Untersuchungen sowie empirischen Studien konnte belegt werden, dass signifikante Zusammenhänge zwischen dem psychologischen Kapital und der Arbeitszufriedenheit, dem Engagement, einer höheren Leistung sowie einem geringeren Stresserleben bestehen.[19]

Die Steigerung des psychologischen Kapitals erfolgt unmittelbar im Zusammenhang mit den vier beschriebenen Dimensionen. Im beruflichen Kontext kann die Hoffnung bspw. mit einer genauen und fordernden Zielformulierung entwickelt werden. Die Erhöhung der Selbstwirksamkeit erfolgt durch den Zuspruch und das Vertrauen der Führungskraft in den Mitarbeiter. Aber auch die Erfahrung eine herausfordernde Aufgabe gemeistert zu haben fördert die persönliche Selbstwirksamkeit. Ebenso können Vorbilder und Respektpersonen das Selbstvertrauen steigern.

---

[16] Vgl. Luthans, F., Luthans, K. W., Luthans, B. C. (2004): S. 45-50
[17] Vgl. Tomhoff, M. (2017): S. 163
[18] Vgl. Luthans, F., Avolio, B. J., Avey, J. B., Norman, S. M. (2007): S. 541-572
[19] Vgl. Tomhoff, M. (2017): S. 163

Risikosituationen zu vermeiden oder wichtige Ressourcen wie z. B. persönliche Fähig-
keiten, Talente und unterstützende Personen zu aktivieren, um schwierige Situationen
zu meistern führt letztlich zu einer Weiterentwicklung und ist wichtig für die Stärkung der
Resilienz.[20]

Sowohl das Modell der Salutogenese als auch das Konzept des psychologischen Kapitals stellen wichtige Aspekte für die Betrachtung des Leistungsverhaltens und der Gesundheit im betrieblichen Rahmen dar und werden im Laufe dieser Arbeit eine entsprechende Bedeutung einnehmen. Zunächst werden jedoch die theoretischen Grundlagen
eines betrieblichen Gesundheitsmanagements betrachtet.

2.2.   Betriebliches Gesundheitsmanagement (BGM) in der Theorie

Ein ganzheitliches betriebliches Gesundheitsmanagement befasst sich mit der Gesundheitsförderung von Mitarbeitern und liefert einen wichtigen Beitrag für Effizienz und
Nachhaltigkeit im Unternehmen. Es bezieht sowohl die Perspektive des Mitarbeiters als
auch des Unternehmens mit ein und kann sich positiv auf die Leistung und Motivation
der Beschäftigten auswirken.[21] Mit einem betrieblichen Gesundheitsmanagement sollen
Mitarbeiter u. a. im Hinblick auf ein gesundheitsbewusstes Verhalten sowohl im Berufs-
als auch Privatleben sensibilisiert und befähigt werden.

Die Gründe zur Einführung eines betrieblichen Gesundheitsmanagements sind sehr viel-
fältig. Häufig stehen bspw. hohe Fehlzeitenquoten, enorme Arbeitsbelastungen von äl-
teren Beschäftigten, psychische Belastungen im Berufs- und Privatleben sowie ein ge-
sundheitsschädlicher Umgang von Bewegung und Ernährung im Fokus der Betrachtung.[22] Insbesondere das Phänomen der erhöhten Fehlzeitenentwicklung kann in unter-
schiedlichen Unternehmen beobachtet werden. Auch hier steigt der Altersdurchschnitt
der Belegschaft und erfordert somit ein Umdenken in der Geschäftsleitung. Bevor ein
betriebliches Gesundheitsmanagement im Unternehmen eingeführt wird ist eine klare
Zielformulierung erforderlich. Als primäres Ziel wird bspw. die Senkung von Fehlzeiten
und damit verbundenen Kosten in Bezug auf Arbeitsentgeltfortzahlungen benannt. Ein
niedriger Krankenstand stellt auch einen wichtigen Wettbewerbsfaktor in Bezug auf die
Effizienz dar.

---

[20] Vgl. Tomhoff, M. (2017): S. 164
[21] Vgl. Struhs-Wehr, K. (2017): S. S. 176-179
[22] Vgl. Vaupel, B. (2014): S. 11-15

Weitere Ziele können die Verbesserung von Wohlbefinden und Gesundheit sowie die Mitarbeitermotivation, die Erhöhung der Mitarbeiterbindung oder auch die positive Stärkung des Unternehmensimages sein. Grundsätzlich sollte sich ein betriebliches Gesundheitsmanagement an den speziellen Gegebenheiten im Unternehmen sowie den entsprechenden Belastungsfaktoren orientieren.[23] Bevor die verschiedenen Instrumente näher beleuchtet werden erfolgt zunächst eine kurze Betrachtung der drei Säulen des BGM.

2.2.1. Drei Säulen des BGM

Die erste Säule des BGM bezieht sich auf den Arbeitsschutz und die Verpflichtung des Arbeitsgebers und des Arbeitnehmers die bestehenden gesetzlichen und betrieblichen Regelungen einzuhalten. Regelmäßige Gefährdungsbeurteilungen inklusive der daraus abgeleiteten Maßnahmen stellen hier eine wichtige Grundlage dar. Seitens des Gesetzgebers wurde in diesem Zusammenhang im Arbeitsschutzgesetz die Bedeutung des physischen als auch psychischen Wohlbefindens von Beschäftigten hervorgehoben. Die zweite Säule beschäftigt sich mit dem betrieblichen Eingliederungsmanagement und der damit verbundenen Reduzierung von Fehlzeiten, die Überwindung von Arbeitsunfähigkeit sowie der Wiedereingliederung eines länger erkrankten Mitarbeiters. Diese Thematik ist für den Arbeitgeber vom Gesetzgeber verpflichtend vorgegeben. Für den Arbeitnehmer besteht hier ein Wahlrecht. Die dritte Säule steht unter dem Fokus der betrieblichen Gesundheitsförderung und ist für den Arbeitgeber als freiwillig einzustufen. Mit proaktiven Maßnahmen sollen die Mitarbeiter dabei unterstützt werden Potenziale für ihre persönliche Gesundheit zu erkennen, zu entwickeln und zu fördern sowie die Arbeit und Kultur im Unternehmen gesundheitsfördernd zu gestalten. Unternehmen können sich dabei Unterstützung u. a. von Krankenkassen holen und somit mehr Angebote für die körperliche Fitness, eine gesunde Ernährung oder auch Kurse zur Stressbewältigung schaffen.[24] In Bezug auf die benannten Maßnahmen kann grundsätzlich zwischen Verhaltens- und Verhältnisorientierung unterschieden werden. Verhaltensbezogene Maßnahmen beziehen sich auf das individuelle Verhalten von Menschen und deren Ausrichtung auf eine gesunde Selbststeuerung.[25] Bei verhältnisbezogenen Maßnahmen steht die Gestaltung von gesunden Arbeitsbedingungen im Vordergrund.[26]

---

[23] Vgl. Vaupel, B. (2014): S. 16-20
[24] Vgl. Struhs-Wehr, K. (2017): S. 177-178
[25] Vgl. Hausen, A., Gerber, P., Koch, A., Wittke, G., Gunkel, J., Rimbach, A. (2017): S. 16
[26] Vgl. Hausen, A., Gerber, P., Koch, A., Wittke, G., Gunkel, J., Rimbach, A. (2017): S. 16

Nachfolgende Übersicht soll dies noch einmal verdeutlichen und die Verbindung zwischen den drei Säulen im Zusammenhang darstellen.

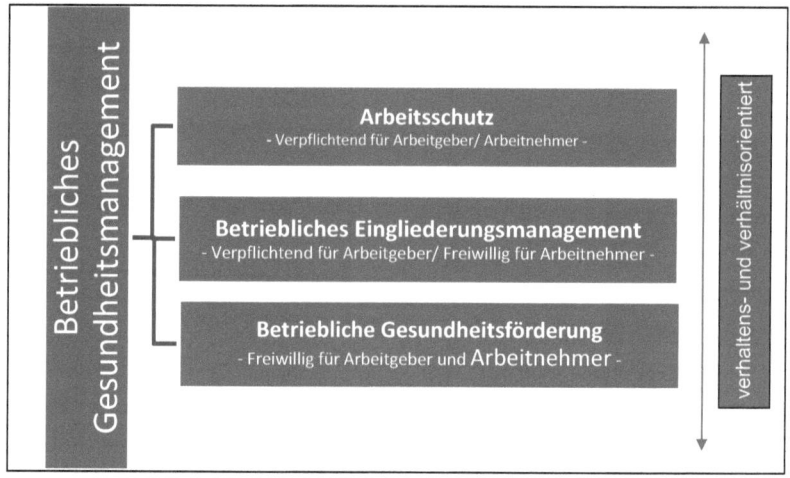

Abbildung 2: Drei Säulen des BGM (Quelle: eigene Darstellung in Anlehnung an Struhs-Wehr, K. (2017): S. 176)

Ebenso wie die drei Säulen stellt eine gesunde Führungskultur ein wichtiges Fundament für das BGM dar. Als wichtige Akteure fördern, gestalten und stabilisieren dabei die Führungskräfte maßgeblich den Prozess zur Einführung und Erhaltung der Maßnahmen im Rahmen des BGM. Eine frühzeitige und regelmäßige Einbindung und Beteiligung der Mitarbeiter seitens der Führungskraft fördern eine vertrauensvolle Zusammenarbeit sowie eine nachhaltige Akzeptanz von Entscheidungen. Auch die Unterstützung und Förderung von Eigeninitiative kann wichtige Potenziale für das BGM hervorrufen. Die Vorbildfunktion einer Führungskraft stellt ebenfalls einen entscheidenden Faktor dar. So können Gestaltungsmaßnahmen hin zu einer gesunden Arbeitswelt sowie ein gesundheitsfördernder Führungsstil und -instrumente zu einem langfristigen und nachhaltigen Erfolg des BGM beitragen. [27]

Neben den bereits benannten Führungskräften sowie der Unternehmensleitung ist darüber hinaus bspw. die Einbindung des Betriebsarztes, der Fachkraft für Arbeitssicherheit, ggf. der betrieblichen Sozialberatung, der Personalabteilung, des Betriebsrats sowie der gesetzlichen Krankenkassen sehr ratsam.

---

[27] Vgl. Barth, A. (2018): S. 88-90

Die verschiedenen Sichtweisen können relevante Impulse für die entsprechenden Maßnahmen im BGM liefern. Im Weiteren werden nun die Phasen und einige Instrumente
des BGM näher betrachtet.

2.2.2. Phasen und Instrumente des BGM

Die Entwicklung und Umsetzung eines BGM wird häufig projektartig aufgesetzt und ver-
läuft idealtypisch in den nachfolgend dargestellten Phasen.

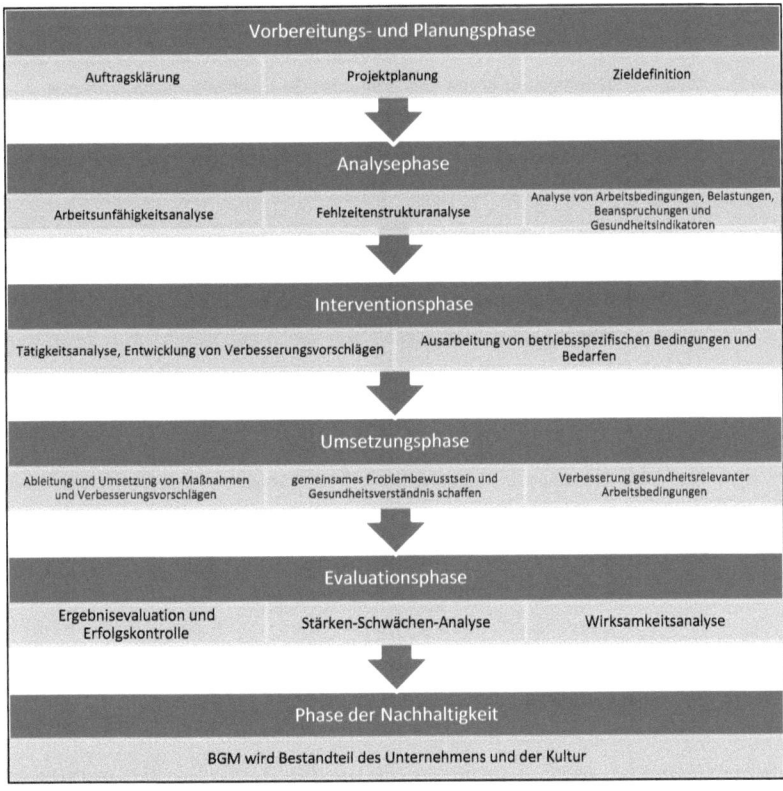

Abbildung 3: Phasen des BGM (Quelle: eigene Darstellung in Anlehnung an Ulrich, E., Wülser,
M. (2010): S. 136)

Die Vorbereitungs- und Planungsphase beinhaltet eine klare Zielformulierung als auch
eine bedarfsorientierte Auftragsklärung. Ebenso ist eine Projektplanung aufzusetzen.

Im Rahmen der Analysephase können Instrumente wie bspw. Gesundheitsberichte auf Basis von Unternehmens- und Krankenkassendaten, die Einrichtung und Moderation von Gesundheitszirkeln sowie Mitarbeiterbefragungen zum Einsatz kommen. Während der Umsetzungsphase bieten sich regelmäßige Informationsveranstaltungen, Führungskräfteseminare, die Optimierung von Aufbau- und Ablauforganisation sowie Arbeitszeitmodellen, eine gesunde Arbeitsplatzgestaltung, die Schaffung von Ernährungs-, Entspannungs- und Bewegungskursen als auch Marketingkampagnen an. Die Qualitätssicherung erfolgt z. B. mit Coachinginstrumenten im Gesundheitsmanagement, der Implementierung von Steuerungs- und Kontrollinstrumenten als auch mit der Evaluation der einführten Maßnahmen.[28]

3. Konzeption eines Betrieblichen Gesundheitsmanagements

Mit der Konzeption eines ganzheitlichen betrieblichen Gesundheitsmanagements wird die Gesundheit der Mitarbeiter als strategischer Faktor betrachtet, welcher die Leistungsfähigkeit, die Kultur und das Image von mittelständigen Unternehmen mehr in den Fokus rückt. Dabei wird die Thematik Gesundheit in das Leitbild, in die (Führungs-)Kultur sowie in die Strukturen und Prozesse des Unternehmens einbezogen. Die Gründe für die Einführung eines BGM stellen sich neben den gesetzlichen Verpflichtungen, einer sozialen Verantwortung sowie dem ökonomischen und monetären Nutzen dabei wie folgt dar:

⇒ Der unternehmerische Erfolg ist abhängig von den Menschen, die in einem Unternehmen arbeiten.
⇒ Gesundheit ist eine der wichtigsten Ressourcen des Menschen, um erfolgreich arbeiten zu können.
⇒ Gesundheitsförderung erfordert eine Integration in die Unternehmensstrategie.
⇒ Ein betriebliches Gesundheitsmanagement verbindet wirtschaftlichen Erfolg und soziale Verantwortung auf wirksame Art und Weise.

---

[28] Vgl. Ulrich, E., Wülser, M. (2010): S. 136-233

3.1. Zieldefinition

Die Ziele eines ganzheitlichen BGM sollen sowohl verhaltenspräventive als auch verhältnispräventive Aspekte einbeziehen und können wie folgt definiert werden.

⇒ Die Arbeitsbelastungen der Beschäftigten in Unternehmen werden erkannt. Anschließend werden gemeinsam bedarfsgerechte Lösungen erarbeitet und in der Praxis umgesetzt.

⇒ Es werden altersgerechte Arbeitsbedingungen geschaffen.

⇒ Die Gesundheit der Beschäftigten wird gefördert. Dabei erfolgt u. a. eine Stärkung der Eigenverantwortung der Mitarbeiter bezüglich ihrer Gesundheit.

⇒ Mitarbeiterpotenziale werden identifiziert und freigesetzt.

⇒ Die Motivation und damit verbunden die Identifikation der Mitarbeiter im Unternehmen wird gesteigert.

⇒ Es wird eine Work Privacy Balance geschaffen und somit die Lebensqualität der Mitarbeiter verbessert.

⇒ Die Führungskultur im Unternehmen wird verbessert und in Richtung „Gesunde Führung" ausgeweitet.

Aus diesen Zielen erfolgt nun die Ableitung von Handlungsfeldern und ersten Maßnahmen im Rahmen des betrieblichen Gesundheitsmanagements.

3.2. Handlungsfelder und Maßnahmen

Die zuvor benannten Ziele werden nun in entsprechende Handlungsfelder eingebettet. Die nachfolgende Übersicht stellt zunächst die Handlungsfelder in Verbindung mit den Zielen des BGM dar. Anschließend werden die Handlungsfelder im Detail beschrieben.

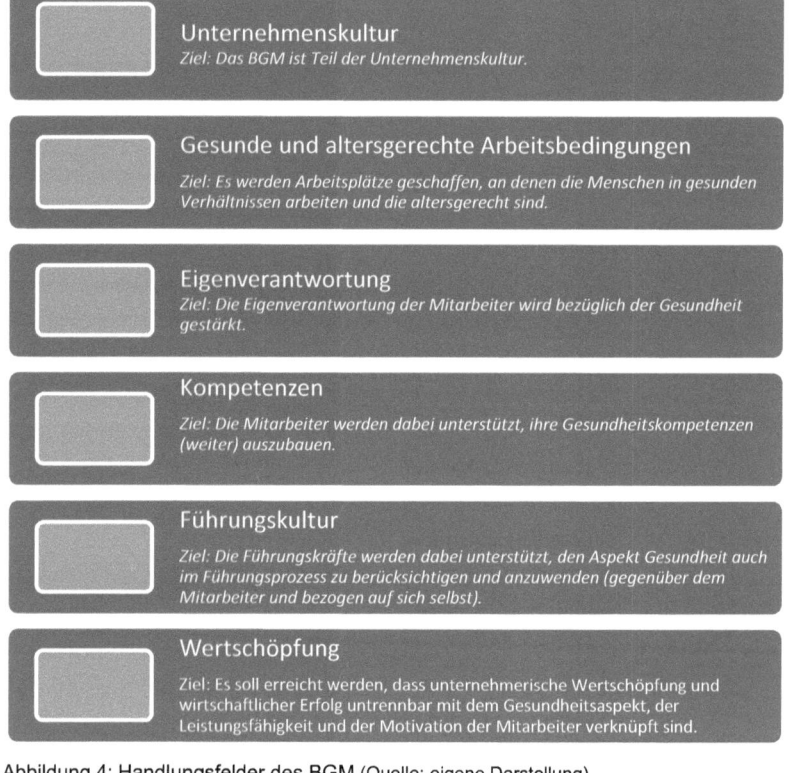

Unternehmenskultur
Ziel: Das BGM ist Teil der Unternehmenskultur.

Gesunde und altersgerechte Arbeitsbedingungen
Ziel: Es werden Arbeitsplätze geschaffen, an denen die Menschen in gesunden Verhältnissen arbeiten und die altersgerecht sind.

Eigenverantwortung
Ziel: Die Eigenverantwortung der Mitarbeiter wird bezüglich der Gesundheit gestärkt.

Kompetenzen
Ziel: Die Mitarbeiter werden dabei unterstützt, ihre Gesundheitskompetenzen (weiter) auszubauen.

Führungskultur
Ziel: Die Führungskräfte werden dabei unterstützt, den Aspekt Gesundheit auch im Führungsprozess zu berücksichtigen und anzuwenden (gegenüber dem Mitarbeiter und bezogen auf sich selbst).

Wertschöpfung
Ziel: Es soll erreicht werden, dass unternehmerische Wertschöpfung und wirtschaftlicher Erfolg untrennbar mit dem Gesundheitsaspekt, der Leistungsfähigkeit und der Motivation der Mitarbeiter verknüpft sind.

Abbildung 4: Handlungsfelder des BGM (Quelle: eigene Darstellung)

Das Handlungsfeld <u>Unternehmenskultur</u> beinhaltet eine ganzheitliche Einbettung der Thematik Gesundheit in den Verhaltenskodex, in die entsprechenden Geschäftsstrategien sowie in die Betriebsvereinbarungen und Arbeitsschutzverordnungen von Unternehmen. Im Rahmen des Verhaltenskodex sind Grundsätze zu implementieren, die eine Verantwortung des Unternehmens im Hinblick auf die Gesundheit und Motivation der Belegschaft sicherstellt sowie die Führungsrolle und Eigenverantwortung der Mitarbeiter hervorhebt. Für die Erarbeitung derartiger Grundsätze bieten sich bspw. moderierte Workshops mit Führungskräften und Mitarbeitern an. Somit kann ein gegenseitiges Verständnis für die Thematik geschaffen werden. Im Zusammenhang mit der Geschäftsstrategie sind u. a. die Rahmenbedingungen am Arbeitsmarkt sowie die demografische Entwicklung zu berücksichtigen. Dabei sind geeignete Maßnahmen zu erarbeiten, die vordergründig eine Akquise von qualifizierten Fachkräften und Spezialisten fördern. Die Arbeitgeberattraktivität sollte ebenfalls in diesem Handlungsfeld einbezogen werden.

Es sind gegenwärtig zunehmend immaterielle Aspekte wie z. B. eigene Gestaltungsmöglichkeiten, ein angenehmes Betriebsklima oder auch eine anspruchsvolle Tätigkeit, die die Mitarbeiterbindung steigern und auch für potenzielle Bewerber interessante Faktoren bei einer Entscheidung für oder gegen ein Unternehmen darstellen.[29] Ebenso sind bspw. im Tarifvertrag oder entsprechender Betriebsvereinbarungen die Chancengleichheit von Männern und Frauen zu verankern, umso eine Verbesserung der Vereinbarkeit von Beruf und Privatleben in den Betrieben zu ermöglichen. Es sollten Möglichkeiten geschaffen werden, die Entwicklungsmöglichkeiten sowie eine Berufstätigkeit fördern. Weiterhin soll dem betrieblichen Gesundheitsschutz eine größere Bedeutung zukommen indem die Arbeitsbedingungen durch nachhaltige betriebliche Maßnahmen gesundheitsförderlich gestaltet werden. Bspw. können im Rahmen der nichtfinanziellen Erklärung von Unternehmen die Faktoren in Bezug auf die Arbeitnehmer- und Sozialbelange mit klaren Zielen und Maßnahmen im Sinne des BGM untermauert werden.

Das Handlungsfeld gesunde und altersgerechte Arbeitsbedingungen bezieht sich auf flexible Arbeitszeitmodelle, eine ergonomische Arbeitsplatzgestaltung sowie altersgemischte Teams. In Rahmen der flexiblen Arbeitszeitgestaltung sind geeignete Maßnahmen im Hinblick auf die Dauer, Lage, Verteilung, Dichte und Autonomie der Arbeitszeit zu erarbeiten. Bspw. können Gleitzeit sowie entsprechenden Arbeitszeitkonten oder auch eine gesunde Pausengestaltung wichtige Effekte erzielen. Ebenso sollten Angebote für eine Teilzeitbeschäftigung erörtert bzw. ausgeweitet werden. Die Maßnahmen zur ergonomischen Arbeitsplatzgestaltung sollten z. B. die Anschaffung von speziellen Büromöbeln für Steh-/Bildschirmarbeitsplätzen und maschinelle Erleichterung zum Heben und Tragen von Lasten beinhalten. Bei der Zusammenarbeit im Team sind Aspekte wie Flexibilität und Erfahrung zu berücksichtigen. Mittels von Altersdiversität im Team können die Stärken und Schwächen der Beschäftigten untereinander kompensiert werden. In diesem Zusammenhang sind u. a. die Ergebnisse der physischen als auch psychischen Gefährdungsbeurteilung maßgebend für die Ausgestaltung der bedarfsgerechten Maßnahmen.

Das Handlungsfeld Eigenverantwortung ist mit der Möglichkeit verbunden, eine betriebliche Sozialberatung zu etablieren. Sie stellt eine freiwillige, soziale Leistung dar. Im Vordergrund der Tätigkeit steht das Finden einer einvernehmlichen Lösung sowie dem Erhalt und der Entwicklung von Mitarbeiterpotenzialen, um einen effektiven Arbeitseinsatz zu unterstützen. Die Stärkung der Eigenverantwortung von Beschäftigten kann bspw. in Form von autonomen und eigenständigen Arbeiten erfolgen.

---

[29] Vgl. Sayed, M., Kubalski, S. (2016): S. 5

Eine Voraussetzung hierfür ist, dass die Rahmenbedingungen geschaffen werden und auch eine bewusste Vereinbarung von Arbeitszielen und -ergebnissen erfolgt.[30] Weiterhin sollte in diesem Prozess verdeutlicht werden, dass das eigene Verhalten einen wesentlichen Einfluss auf den Gesundheitszustand hat. Demnach sollte in geeigneter Form die Wahrnehmung gesundheitlicher Ressourcen sowie Risiken und Belastungen geschärft sowie das Körperbewusstsein gestärkt werden.[31] Im Bereich des Arbeitsschutzes sind Maßnahmen zu erarbeiten, die eine Beratung und Unterstützung bei den Themen Arbeitsschutz und Arbeitssicherheit sicherstellen. Die Einhaltung der Interessen von schwerbehinderten Beschäftigen in Unternehmen sind seitens einer Schwerbehindertenvertretung zu beaufsichtigen. Ebenso ist die Qualifizierung des betrieblichen Eingliederungsmanagement in diesem Rahmen zu betrachten. So können auch hier geeignete Maßnahmen erarbeitet werden, die eine Arbeitsunfähigkeit überwinden oder auch vor einer erneuten Arbeitsunfähigkeit vorbeugen. Zudem ist die Gründung eines Gesundheitsteams Bestandteil des Handlungsfeldes. Es sollte aus Vertretern des Betriebsrates, der Personalabteilung, der Schwerbehindertenvertretung sowie aus freiwilligen Mitarbeitern aus dem Unternehmen bestehen. Zu den Aufgaben gehören insbesondere die Organisation und Anregung von gesundheitsfördernden Maßnahmen, die sich aus den Bedürfnissen der Mitarbeiter ableiten. Dabei steht vordergründig die Gesundheitsprävention im Fokus und kann bspw. die Organisation eines Gesundheitstages in Unternehmen beinhalten.

Unter dem Handlungsfeld Kompetenzen werden verschiedene Facetten von individuellen Gesundheitskompetenzen verstanden. Im Bereich der Fachkompetenz ist es bspw. das Wissen über die unternehmensspezifischen Arbeitsschutzbestimmungen, Gesundheitsrisiken und Stressoren sowie ihre Gefahren. Die Methodenkompetenz beinhaltet u. a. das Wissen zur Vermeidung von Suchtmitteln und die Instrumente des Zeitmanagements sowie der Entspannung. Die soziale Kompetenz umfasst Themen wie die Unterstützung von Kollegen in Fragen des Arbeitsschutzes und einen kollegialen und respektvollen Umgang miteinander.[32] Die Vermeidung von Gesundheitsrisiken im Arbeitsbereich sowie ein ruhiger und sachlicher Umgang in Konfliktsituationen spiegelt die personale Kompetenz wieder.[33] Als Möglichkeit zur Entwicklung dieser Kompetenzen kann u. a. die Einführung eines Bonusheft Gesundheit gesehen werden. Mittels eines Bonushefts sammeln die Beschäftigten, Unterschriften und Stempel für ein gesundheitsbewusstes Verhalten. Dies kann in Kooperation mit gesetzlichen Krankenkassen erfolgen.

---

[30] Vgl. Ternés, A. (2018): S. 8
[31] Vgl. Enste, P. (2019): S. 75-90
[32] Vgl. Loebe, H., Severing, E. (2010): S. 40-41
[33] Vgl. Loebe, H., Severing, E. (2010): S. 40-41

Ziel ist es dabei die Mitarbeiter zur Teilnahme an Vorsorgeuntersuchungen zu motivieren oder zur körperlichen Fitness anzuregen. Die Mitarbeiter tun etwas für ihre Gesundheitsvorsorge und erhalten im Rahmen eines Prämienprogramms, einen Gutschein. Die Förderung von Bewegung wäre mit der Gründung von Betriebssportgruppen sowie der Unterstützung von gemeinsamen Teamchallenge-Aktionen verbunden. Zur Stressbewältigung sind Workshops im Hinblick auf die Resilienz sowie dem Zeit- und Stressmanagement anzubieten. Im Rahmen von Resilienz-Workshops ist die Erarbeitung eines gemeinsamen Kodex zum Umgang miteinander und zur Zusammenarbeit empfehlenswert.[34] Ebenso sollten Angebote für eine gesunde Ernährung in der Kantine und eine Ernährungsberatung geschaffen werden. Im Zusammenhang mit der Suchtprävention sind regelmäßige Schulungen für Führungskräfte einzuführen.

Die Führungskultur als Handlungsfeld beinhaltet eine Entwicklung der Führungskräfte in Bezug auf ein gesundheitsbewusstes Führen, dem Umgang mit Burnout als mit psychisch auffälligen und psychisch kranken Mitarbeitern. Darüber hinaus sollten Führungskräfte in moderierten Workshops Grundsätze für eine gemeinsame Vertrauens- und Führungskultur erarbeiten.[35] Die Wahrnehmung der Führungsaufgaben sollten in Richtung Gesundheit sowie einem fairen Umgang miteinander gelenkt werden. So ist eine Gesprächskultur zu etablieren die einen regelmäßigen Dialog fördert sowie bei (länger) erkrankten Mitarbeitern auch Krankenrückkehrgespräche beinhaltet. In Bezug auf die Dialoggespräche sollten gemeinsame Ziele sowie die Zielerreichung im Rahmen der betrieblichen Gesundheitsförderung vereinbart werden. Hier gilt es jedoch auch zu Bedenken, welche Konsequenzen im Zweifel bei Nichterreichung der Ziele gezogen werden müssen. Bei besonders positiven Leistungen von Mitarbeitern sind im Gegenzug Anerkennung und Wertschätzung sehr bedeutend im Sinne eines lernpsychologischen Ansatzes.[36] Eine positive Grundhaltung sowie ein respektvoller Umgang der Führungskraft mit seinen Mitarbeitern sind in diesem Zusammenhang als wichtige Faktoren für die Zusammenarbeit anzusehen. Ebenso gelten Wertschätzung als auch eine Rückmeldung zu einer erbrachten Leistung als starker Motivationsmotor für Engagement und eine bessere Arbeitsfähigkeit.[37] Hinzu kommt der Faktor der sozialen Unterstützung, welcher die Gesundheit positiv beeinflusst und das Selbstwertgefühl stärkt. Mithilfe der Führungskraft und der Kollegen lassen sich Probleme und schwierige Aufgaben gemeinsam besser lösen.

---

[34] Vgl. Tirpitz, A., Schlütter, D., Zessin, A. (2018): S. 782
[35] Vgl. Tirpitz, A., Schlütter, D., Zessin, A. (2018): S. 781
[36] Vgl. Barth, A. (2018): S. 88-90
[37] Vgl. Zander, K. (2015): S. 62-63

Hierbei können teambildende Maßnahmen wie gemeinsame Aktivitäten unterstützen. Ebenso ist der Sinn in der Arbeit und damit das Verständnis der Mitarbeiter zu schärfen, was ihre Leistung für das Unternehmen bedeutet.

Das Handlungsfeld <u>Wertschöpfung</u> beinhaltet sinkende Ausfallkosten, eine bessere Arbeitsqualität sowie eine steigende Arbeitsproduktivität. Den hierfür erforderlichen Beitrag sollte aus allen genannten Handlungsfelder generiert werden. Dabei ist die regelmäßige Erstellung von Gesundheitsberichten bspw. -reports in Bezug auf den Krankenstand und die Überprüfung der Auswirkungen der präventiven Gesundheitsmaßnahmen auf die Arbeit zu untersuchen. Ebenso sind die offiziellen Krankenkassenberichte zu analysieren und im Sinne des Unternehmens zu bewerten.

Weiterhin nimmt die Durchführung von regelmäßigen Mitarbeiterbefragungen eine bedeutende Rolle ein. Anhand des Fragebogens COPSOQ 2020 können die Führungsqualität und Belastungen am Arbeitsplatz identifiziert und entsprechende Maßnahmen abgeleitet werden. Die ermittelten Daten und deren Analyse sowie die Evaluierung der durchgeführten Maßnahmen sind wichtige Indikatoren für die Weiterentwicklung des Unternehmens. Somit kann die Wertschöpfung sichtbar und steuerbar gemacht werden. Mit der Erstellung eines regelmäßigen Gesundheitsberichtes kann ein wichtiger Baustein zur Kommunikation der gesundheitsbezogenen Themen im Unternehmen, der Bezug zur betrieblichen Wertschöpfung aufgezeigt und ein positiver Beitrag für das Arbeitgeberimage erbracht werden. Im Hinblick auf eine transparente Kommunikation sollten Möglichkeiten der Darstellung im Intranet genutzt werden. Das Arbeitgeberimage kann zudem mit der Teilnahme an dem Great Place to Work® Wettbewerb sowie am BGM Award verbessert werden.

3.3.   Erfolgsfaktoren

Die Verantwortung für die Umsetzung und Entwicklung des BGM in Unternehmen liegt maßgeblich bei den Führungskräften, welche den Prozess fördern und stabilisieren können. Ein Erfolgsfaktor stellt dabei die Beteiligung und Einbindung von Mitarbeitern dar. Eine frühzeitige und regelmäßige Einbindung der Belegschaft in gesundheitsrelevante Entscheidungen, eine transparente Kommunikation sowie die Schaffung von attraktiven Angeboten zum Wissenserwerb und der Sammlung von Erfahrungen schafft Vertrauen und Akzeptanz. Weiterhin sollten die Führungskräfte ihre Mitarbeiter dabei unterstützen, sich aktiv in den Umsetzungsprozess des BGM einzubringen.

So kann ein betriebliches Vorschlagswesen die Ausschöpfung von Mitarbeiterpotenzialen ermöglichen. Zudem nehmen die Führungskräfte eine Vorbildrolle ein. Die Sensibilisierung der Mitarbeiter im Hinblick auf die eigene Verantwortung in Bezug auf die Gesundheit ist ein entscheidendes Element zur Förderung der eigenen Betroffenheit. In diesem Zusammenhang sind auch die Offenheit und Reflexionsfähigkeit der Beschäftigten zu fördern. Es sollten Voraussetzungen geschaffen werden, die eine Kooperation zwischen den beteiligten Akteuren sicherstellt.[38]

Im Zuge der Realisierung des BGM in Unternehmen ist die Gründung eines Steuerkreis zu empfehlen. In Form eines interdisziplinären Teams sollten Akteure wie die Projektleitung, Vertreter der Unternehmensleitung und des Betriebsrates, die Fachkraft für Arbeitssicherheit, Sicherheitsbeauftragte, der Betriebsarzt, die Personalabteilung, die betriebliche Sozialberatung als auch BEM-Beauftragte und die Schwerbehindertenvertretung zusammen agieren. Es ist von entscheidender Bedeutung, dass alle Akteure zusammenarbeiten und gemeinsam die gesundheitsfördernden Maßnahmen arbeiten, umsetzen und weiterentwickeln.

4.   Diskussion und Fazit

Im Rahmen dieser Arbeit wurde ein wissenschaftlich fundiertes Konzept zur Einführung eines betrieblichen Gesundheitsmanagements für Unternehmen erarbeitet. Dabei wurden zunächst die theoretischen Grundlagen betrachtet. Dies war insofern wichtig, da eine strukturierte und qualitative Herangehensweise zur Konzeption eines BGM die Zielerreichung deutlich verbessern kann. Hierbei wurde insbesondere das Thema Gesundheit näher betrachtet. Es wurde der Frage nach gegangen, was Menschen grundsätzlich gesund erhält und welche Persönlichkeitseigenschaften das Wohlbefinden und die Leistungsfähigkeit von Menschen im beruflichen Kontext erhalten bzw. verbessern. Mit diesem Grundverständnis konnte im Weiteren das BGM in seinem Grundaufbau aufgeteilt in drei Säulen sowie dessen Phasen und Instrumente näher betrachtet werden.

Für die Konzeption eines BGM war es von entscheidender Bedeutung, die Phasen im Detail zu kennen sowie die Bedeutung für einen schrittweisen Aufbau herauszustellen. Es wurde dabei betont, dass eine intensive Vorbereitungsphase mit einer klaren Zielformulierung und Auftragsklärung entscheidend für die später erfolgreiche Umsetzung des BGM ist.

---

[38] Vgl. Ruppi-Lang, G., Langer, S. (2018): S. 125

Gleichzeitig wurden auch die rechtlichen Rahmenbedingungen im Hinblick auf eine verpflichtende bzw. freiwillige Umsetzung von Maßnahmen im BGM betrachtet. Im anschließenden Methodenteil der Arbeit wurden die Gründe zur Einführung eines BGM benannt. Mit diesem Schritt konnte der Bedarf präzisiert und somit die Handlungsfelder bestimmt werden. Hierbei wurden auch die bereits umgesetzten gesundheitsfördernden Maßnahmen berücksichtigt. Somit konnten realistische und messbare Ziele formuliert werden. Die Handlungsbedarfe wurden im ersten Schritt grob skizziert und mit ersten Maßnahmen untersetzt. Dies stellt jedoch eine Anfangsbetrachtung dar. Für eine weitere Ausarbeitung der Handlungsfelder müssen im Rahmen der Analysephase der Status quo im Detail ermittelt sowie eine Vernetzung und ein Austausch der erforderlichen Akteure sichergestellt werden.

Bei der Erarbeitung des Konzeptes wurde deutlich, dass die klare Botschaft der Unternehmensleitung zum Umdenken hin zu einer gesundheitsorientierten Organisation ein wichtiger Aspekt zur Schaffung von Akzeptanz und Verständnis auf allen Führungs- und Mitarbeiterebenen ist. Im weiteren Verlauf der schrittweisen Einführung eines ganzheitlichen BGM stellt eine transparente Kommunikation und aktive Beteiligung der Beschäftigten einen bedeutenden Grundpfeiler dar. Die Gesundheit im Unternehmen ist ein Aspekt der sowohl aus Arbeitgeber- als auch aus Arbeitnehmersicht eine große Rolle spielt. Eine zu einseitige Betrachtung der Thematik führt letztlich nicht zum gewünschten Ergebnis. Erst das Zusammenspiel verschiedener Sichtweisen und Impulse bringt lösungsorientierte Maßnahmen hervor. Zudem schafft es mehr Akzeptanz auf allen Seiten und sichert eine erfolgreiche Umsetzung der einzelnen Bausteine. Ebenso erscheint es wichtig, dass ein positiver Mehrwert für das Unternehmen als auch deren Beschäftigten geschaffen wird. Die Einbindung gesetzlicher Krankenkassen sowie Träger der Sozialversicherungen bieten hierfür zahlreiche finanzielle Anreize.

In dieser Arbeit wurden weiterhin entscheidende Erfolgsfaktoren zur Einführung und Umsetzung des BGM benannt. Eine hohe Offenheit sowie ein starkes Interesse das Unternehmen auch im Sinne der Gesundheit weiterzuentwickeln sind dabei wichtige Bausteine. Ebenso ist ein partizipativer und gesunder Führungsstil ein grundlegender Aspekt bei der erfolgreichen Umsetzung des BGM.

Nachfolgende Abbildung soll dies noch einmal verdeutlichen.

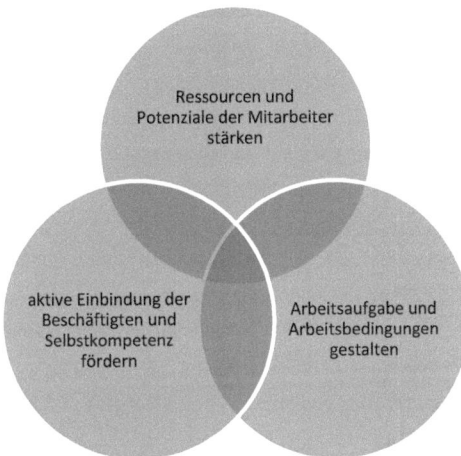

Abbildung 5: Partizipatives Verhalten (Quelle: eigene Darstellung in Anlehnung an Uhle, T., Treier, M. (2019): S. 167)

Literatur- und Quellenverzeichnis

Barth, A. (2018): Betriebliche Gesundheitsförderung – Konzepte für Bewegungsanbieter. In: Pfannstiel, M. A., Mehlich, H. (Hrsg.), BGM – Ein Erfolgsfaktor für Unternehmen. Springer Verlag. Wiesbaden. S. 87-99

Berth, H., Balck, F., Brähler, E. (2008): Medizinische Psychologie und Medizinische Soziologie von A bis Z. Hogrefe Verlag GmbH & Co. KG. Göttingen.

Bundeszentrale für gesundheitliche Aufklärung (2020): https://www.leitbegriffe.bzga.de/alphabetisches-verzeichnis/salutogenese/ (21.12.2020)

DAK-Gesundheit (2019): DAK-Gesundheitsreport 2019. IGES Institut GmbH. Berlin.

Enste, P. (2019): Gesundheitliche Eigenverantwortung im Kontext der Lebensspanne. Eine Mixed Methods Studie mit Fokus auf die Lebensphase Alter. Springer Verlag. Wiesbaden.

Hausen, A. (2013): Studienbrief Gesundheitspsychologie und Arbeit. SRH Fernhochschule. Riedlingen.

Hausen, A., Gerber, P., Koch, A., Wittke, G., Gunkel, J., Rimbach, A. (2017): Studienbrief Gesundheitsmanagement. SRH Fernhochschule. Riedlingen

Jacobs, S. (2019): Schutz vor psychischen Belastungen durch die Individualisierung des Arbeitszeitrechts. Nomos Verlagsgesellschaft. Baden-Baden.

Loebe, H., Severing, E. (2010): Wege zum gesunden Unternehmen - Gesundheitskompetenz entwickeln. Leitfaden für die Bildungspraxis. Band 42. Bertelsmann Verlag. Bielefeld.

Luthans, F., Luthans, K. W., Luthans, B. C. (2004): Positive psychological capital: Beyond human and social capital. In: Business Horizons. 47(1).

Luthans, F., Avolio, B. J., Avey, J. B., Norman, S. M. (2007): Positive Psychological Capital: Measurement and relationship with perfomance and satisfaction. In: Personell Psychology. 60. No. 3.

Nitsch, S. (2016): Salutogene Selbstführung. Individuelles Stressmanagement als eine Möglichkeit salutogener Selbstführung für Führungskräfte in Sozialberufen in Deutschland. disserta Verlag. Hamburg.

Uhle, T., Treier, M. (2019): Betriebliches Gesundheitsmanagement. Gesundheitsförderung in der Arbeitswelt – Mitarbeiter einbinden, Prozesse gestalten, Erfolge messen. 4., vollständig aktualisierte und erweiterte Auflage. Springer Fachmedien. Wiesbaden.

Ulrich, E., Wülser, M. (2017): Gesundheitsmanagement im Unternehmen. 7., überarbeitete und erweiterte Auflage. Springer Gabler. Wiesbaden.

Reimann, S., Hammelstein, P. (2006): Ressourcenorientierte Ansätze. Springer Verlag. Berlin.

Ruppi-Lang, G., Langer, S. (2018): BGM in Klein- und Kleinstbetrieben erfolgreich umsetzen. In: Pfannstiel, M. A., Mehlich, H. (Hrsg.), BGM – Ein Erfolgsfaktor für Unternehmen. Springer Verlag. Wiesbaden. S. 115-136

Robert-Koch-Institut, Bundeszentrale für gesundheitliche Aufklärung (2008): Gesundheit und Krankheit. Subjektive Gesundheit. Oktoberdruck AG. Berlin

Sayed, M., Kubalski, S. (2016): Überwindung betrieblicher Barrieren für ein betriebliches Gesundheitsmanagement in kleinen und mittelständischen Unternehmen. In: Pfannstiel, M. A., Mehlich, H. (Hrsg.), BGM – Ein Erfolgsfaktor für Unternehmen. Springer Verlag. Wiesbaden. S. 1-20

Struhs-Wehr, K. (2017): Betriebliches Gesundheitsmanagement und Führung. Gesundheitorientierte Führung als Erfolgsfaktor im BGM. Springer Fachmedien GmbH. Wiesbaden.

Ternés, A. (2018): Betriebliches Gesundheitsmanagement und Start-ups – eine wirkungsvolle Verbindung. In: Pfannstiel, M. A., Mehlich, H. (Hrsg.), BGM – Ein Erfolgsfaktor für Unternehmen. Springer Verlag. Wiesbaden. S. 1-18

Tirpitz, A., Schlütter, D., Zessin, A. (2018): Entwicklung organisationaler Resilienz in der Arbeitswelt 4.0. In: Pfannstiel, M. A., Mehlich, H. (Hrsg.), BGM – Ein Erfolgsfaktor für Unternehmen. Springer Verlag. Wiesbaden. S. 767-786

Tomoff, M. (2017): Positive Psychologie – Erfolgsgarant oder Schönmalerei? Springer Verlag. Bonn.

Pfannstiel, M. A., Mehlich, H. (2018): BGM – Ein Erfolgsfaktor für Unternehmen. Lösungen, Beispiele, Handlungsanleitung. Springer Fachmedien GmbH. Wiesbaden.

Vaupel, B. (2014): Betriebliches Gesundheitsmanagement: Theoretische Grundlagen und Konzepterstellung für ein mittelständiges Industrieunternehmen. Igel Verlag RWS. Hamburg.

Zander, K. (2015): Gesundheitsorientierte Führung: Der Einfluss der Führungskultur auf die Gesundheit der Mitarbeiter. Igel Verlag RWS. Hamburg.

Anhänge

Anhang 1

Anteil der wichtigsten Krankheitsarten in Deutschland (2014-2018)

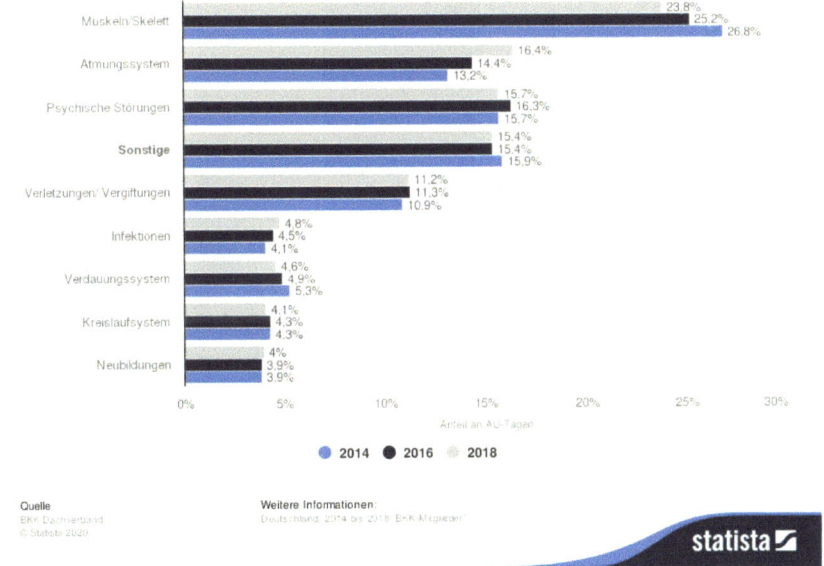

Anteil der wichtigsten Krankheitsarten in Deutschland in den Jahren 2014 bis 2018

Quelle: Statista

URL: https://de.statista.com/statistik/daten/studie/187969/umfrage/anteil-der-haeufigsten-krankheitsarten-in-deutschland/

BEI GRIN MACHT SICH IHR WISSEN BEZAHLT

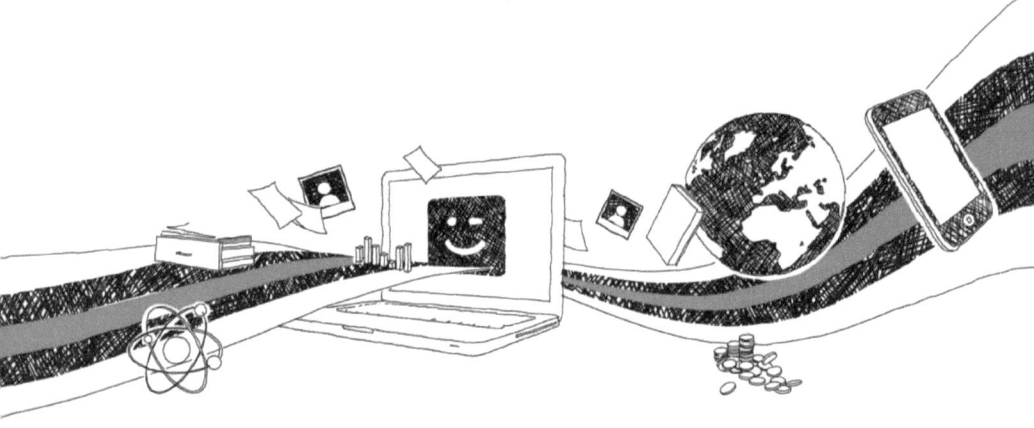

- Wir veröffentlichen Ihre Hausarbeit,
  Bachelor- und Masterarbeit

- Ihr eigenes eBook und Buch -
  weltweit in allen wichtigen Shops

- Verdienen Sie an jedem Verkauf

Jetzt bei www.GRIN.com hochladen und kostenlos publizieren

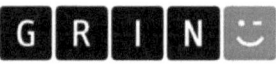